INSTRUCTION

SUR LE

CHOLÉRA-MORBUS

OU

Exposé de tous les moyens propres à se préserver des attaques du fléau, avec l'indication des premiers secours à administrer aux cholériques avant l'arrivée du médecin,

Par le Dʳ **L. GIGOT**, de Levroux (Indre),

Membre de la Société de médecine de Paris, de l'Académie de la Loire-Inférieure, de la Société impériale de médecine de Marseille, de la Société de médecine et de chirurgie pratiques de Montpellier, de la Société médico-chirurgicale de Bruges, des Sociétés de médecine de Tours, Poitiers, Bordeaux, etc.

Il est un fait aussi palpable que consolant relatif au Choléra : c'est qu'il n'y a pas de maladie contre laquelle il soit plus au pouvoir des hommes de se précautionner.
(Document officiel publié par le Conseil général de santé d'Angleterre, le 5 octobre 1848.)

PARIS,

CHEZ J. MASSON, LIBRAIRE,

RUE DE L'ANCIENNE-COMÉDIE, 26.

—

1854.

INSTRUCTION

SUR LE

CHOLÉRA-MORBUS.

INSTRUCTION

SUR LE

CHOLÉRA-MORBUS

OU

Exposé de tous les moyens propres à se préserver des attaques du fléau, avec l'indication des premiers secours à administrer aux cholériques avant l'arrivée du médecin,

PAR LE Dr L. GIGOT, DE LEVROUX (INDRE),

Membre de la Société de médecine de Paris, de l'Académie de la Loire-Inférieure, de la Société impériale de médecine de Marseille, de la Société de médecine et de chirurgie pratiques de Montpellier, de la Société médico-chirurgicale de Bruges, des Sociétés de médecine de Tours, Poitiers, Bordeaux, etc.

> Il est un fait aussi palpable que consolant relatif au Choléra : c'est qu'il n'y a pas de maladie contre laquelle il soit plus au pouvoir des hommes de se précautionner.
> *(Document officiel publié par le Conseil général de santé d'Angleterre, le 5 octobre 1848.)*

PARIS,

CHEZ J. MASSON, LIBRAIRE,

RUE DE L'ANCIENNE-COMÉDIE, 26.

—

1854.

CHATEAUROUX. — IMPRIMERIE ET LITHOGRAPHIE DE MIGNÉ.

Originaire des Indes-Orientales, la maladie connue sous le nom de Choléra-Morbus s'est étendue épidémiquement à tous les points du globe. Traversant les lieux les plus divers, marchant dans ses invasions à la façon des épidémies en général, tombant en quelque sorte comme un orage sur les pays qu'il atteint, frappant indistinctement les races et les classes d'hommes les plus dissemblables, ce terrible fléau a promené partout la désolation avec une inflexible égalité.

Après être longtemps resté spectateur déconcerté de ses désastres, l'homme a compris enfin que le Choléra est une de ces calamités contre lesquelles il ne lui est pas impossible de lutter. Aussi pouvons-nous dire aujourd'hui que si la science n'a pas encore complètement levé le voile mystérieux qui semble envelopper le principe du mal, elle nous fournit au moins les moyens d'en diminuer les ravages.

Les populations doivent donc se rassurer en face d'un ennemi dont le nom seul leur inspire la terreur, et attendre avec confiance le résultat des mesures de précaution que l'expérience a mises à notre portée.

Dans presque tous les États qui ont eu à subir l'invasion du Choléra épidémique, la sollicitude des gouvernements et des autorités municipales n'a point fait défaut aux populations. Mesures d'assainissement et de salubrité, organisation de l'assistance publique, instructions sur les précautions à prendre à l'occasion de l'épidémie, etc., voilà, sans doute, d'excellents moyens d'empêcher que le fléau étende ses ravages. Mais que peuvent le zèle et les conseils d'une administration sage et éclairée en présence des préjugés qui existent partout, aussi bien dans les grandes villes que dans les campagnes ? En général, on aime mieux recourir à des procédés inutiles et même dange- reux qu'à des moyens rationnels et effi- caces.

Ainsi, selon la judicieuse remarque de notre savant confrère, M. Monneret : « combien d'hommes préfèrent avaler une drogue vendue par un empirique, se soumettre à quelques pratiques sin- gulières ou ridicules, porter un spéci- fique, ou infecter de quelque puante odeur l'athmosphère qu'ils respirent, plutôt que de régler eux-mêmes leur hygiène d'une manière conforme à la raison et aux lois de la nature. » Ce- pendant, l'hygiène bien entendue est la seule et véritable préservation des populations contre le Choléra.

Il est donc de la plus haute importance de détruire les préjugés et les erreurs, et de leur substituer les résultats de l'expérience et de l'observation.

C'est en suivant une règle de conduite fondée sur les données les plus certaines de la science, qu'on acquerra la preuve de cette incontestable vérité : « *que le Choléra est une maladie de laquelle il est facile de se préserver.* »

Juillet 1854.

I.

Le Choléra n'est pas contagieux.

On a longtemps discuté, et il est probable qu'on discutera longtemps encore sur le mode de propagation du Choléra.

Plusieurs médecins prétendent qu'il est contagieux, c'est-à-dire qu'il peut se transmettre de l'individu malade à l'individu sain, par suite d'un contact médiat ou immédiat. Nous ne pouvons reproduire et discuter ici toutes les preuves qui ont été invoquées en faveur de cette opinion. Il nous suffira de dire qu'une étude sérieuse des idées contradictoires émises sur le mode de transmission du Choléra, nous a conduit aux conclusions suivantes :

1º Tous les faits indiqués comme exem-

ples de la contagion du Choléra, ne sont
ni certains ni constants;

2º Ces faits seraient-ils exactement rap-
portés qu'ils ne prouveraient nullement
que le Choléra est contagieux ;

3º Les preuves émises en faveur de la
nature contagieuse du fléau, sont beaucoup moins nombreuses et moins signifi-
catives que celles invoquées par l'opinion
contraire.

On peut donc établir en règle générale :

*Que le Choléra épidémique n'est point
contagieux.*

Nous croyons devoir citer à l'appui de
cette opinion le passage suivant des instructions sur le Choléra, publiées par le
conseil général de santé d'Angleterre :

« L'ensemble des témoignages obtenus
d'observateurs de toutes classes dans plusieurs pays, sous différents climats, et au
milieu des populations présentant toutes
les variétés possibles dans leurs conditions
physiques, politiques et sociales, la coïn-

cidence de ces témoignages, et l'autorité qu'on ne peut leur refuser, ôtent toute valeur à l'opinion qui a prévalu dans un temps, que le Choléra était, par sa nature, contagieux. Cette opinion, si elle est erronée, est extrêmement nuisible, en ce qu'elle détourne l'attention de la vraie cause du danger et des vrais moyens de s'en garantir, pour la diriger sur des fantômes.

» Elle occasionne des paniques, fait négliger et abandonner les malades, encourir des dépenses énormes pour des mesures au moins inutiles, et perdre de vue cet intervalle si court, mais décisif, entre le commencement et le développement de la maladie, pendant lequel l'action des moyens curatifs est le plus efficace.

» Quoi qu'il soit vrai que certaines conditions peuvent prêter à la propagation du mal d'une personne à l'autre, comme, par exemple, l'entassement des malades dans des chambres étroites et mal aérées, ceci ne touche en rien au principe général de la non-contagion. En outre, les mesures de précaution fondées sur le système contraire, quarantaines intérieures, cordons sanitaires, isolement des malades, dans lesquelles on a eu autrefois une entière confiance, ont été, en dernier lieu, abandonnées dans tous les pays où le Choléra s'est montré, d'après l'épreuve faite de leur inefficacité. »

Le Comité consultatif d'hygiène publique de Paris, partage également cette opinion. Il s'exprime ainsi dans ses instructions rédigées en 1849, et répandues dans toute la France par les soins du ministre de l'agriculture et du commerce :

« Le Choléra n'est point une maladie contagieuse; elle ne se transmet point par le contact; on peut, par conséquent, donner sans crainte aux personnes qui en sont atteintes, les soins que leur état réclame.

II.

Moyens de se préserver du Choléra.

Nous avons déjà parlé de l'indifférence et du dédain du public pour les moyens simples et rationnels, et de son superstitieux engouement pour les drogues secrètes assaisonnées par le charlatanisme. Qu'il nous soit permis de revenir encore une fois sur ces funestes préjugés qui contribuent si puissamment à multiplier les victimes du fléau. Le public doit se pénétrer de cette vérité, qu'il n'y a point de spécifique contre le Choléra, et que c'est à l'hygiène seule qu'il doit demander les principaux moyens de se prémunir contre les atteintes du mal. Il ne doit pas oublier non plus qu'il est facile de se rendre maître des premiers symptômes de la maladie lorsqu'on agit promptement. On ne saurait donc trop blâmer l'entêtement des personnes qui s'obstinent à ne rien faire quand il est temps d'éviter le danger.

Nous indiquerons ici non-seulement les moyens de se préserver du Choléra, mais encore ceux qui permettent de l'étouffer à sa naissance et de l'enrayer avant qu'il ne devienne dangereux, dès qu'il commence à se faire sentir et à se révéler par quelques troubles préliminaires.

1. Il n'y a aucune profession qui soit de nature à faire naître le Choléra, comme il n'y a aucune position sociale qui mette à l'abri de ses atteintes.

2. Généralement, c'est dans les maisons obscures, sales, humides et peu accessibles au soleil et au vent que le fléau multiplie ses victimes. La propreté des habitations et l'absence de l'humidité, sont donc deux

conditions qu'on ne saurait trop recommander.

Il faudra éloigner des habitations les dépôts de fumier, les égoûts, les amas de matières végétales en décomposition, et ne conserver dans leur intérieur aucune espèce d'animaux. On y fera arriver la lumière et l'air en quantité suffisante : celui-ci sera renouvelé soit au moyen de cheminées, soit au moyen des portes et des fenêtres qui resteront ouvertes pendant un certain temps, tout en évitant de déterminer des courants d'air trop rapides et de produire un refroidissement qui serait très préjudiciable.

Dans les maisons humides, on entretiendra des feux suffisants qui sont aussi nécessaires comme moyens de ventilation que pour chauffer et sécher. Les étables, les écuries, les lieux-d'aisances seront convenablement nettoyés.

3. Beaucoup de personnes croient pouvoir se préserver du Choléra au moyen

de certaines substances auxquelles elles attribuent des propriétés désinfectantes : telles sont, entre autres, le camphre, les chlorures et le genièvre employé en fumigations. Ces procédés de désinfection sont plus nuisibles qu'avantageux. Nous dirons cependant que l'ail, le vinaigre et le tabac ont une certaine efficacité préservatrice. Inutile d'ajouter que ces substances doivent être employées avec modération.

4. A l'approche d'une épidémie de Choléra, et pendant sa durée, on devra, sans trop sortir de ses habitudes, se vêtir avec plus de précaution qu'on ne le ferait en temps ordinaire.

Il faut prémunir le corps, et particulièrement les pieds et l'estomac, contre le froid et l'humidité. Il sera bon aussi de porter autour du ventre, sur la peau, une ceinture de flanelle ou de laine.

5. Un refroidissement du corps préalablement en sueur, une fatigue excessive et

inaccoutumée, des travaux trop prolongés
de l'esprit, des émotions morales vives,
sont autant de causes du Choléra. Il suffit
d'indiquer ces influences pour en conclure
les dispositions à prendre. C'est ici le lieu
de parler de ces craintes exagérées, de
ces paniques qui grandissent toujours le
mal et le font plus grave qu'il n'est en réa-
lité. Cette espèce de terreur a toujours des
conséquences graves. Le calme de l'esprit,
le courage, la confiance, sont les dispositions morales les plus efficaces à opposer
au Choléra.

6. On évitera de se coucher sur la terre
nue, de s'exposer au froid et à l'humidité
des nuits et du matin, surtout au moment
du sommeil. On usera sobrement des
veillées consacrées à un travail fatigant
ou à des divertissements.

7. Le corps sera toujours tenu propre.
Mais on s'abstiendra de prendre des bains
froids ainsi que des bains trop chauds et
trop prolongés.

8. L'abus, et même l'usage de médicaments purgatifs pendant une épidémie de Choléra peut déterminer une attaque. Ces médicaments ne doivent donc s'employer que par une ordonnance spéciale du médecin.

9. La manière de vivre, et principalement le régime alimentaire mal dirigé, sont les causes les plus efficaces du Choléra épidémique.

Bien qu'il soit généralement recommandé, pour le régime comme pour les vêtements, de ne pas sortir de ses habitudes, il y a cependant certaines précautions qu'il ne faut point négliger.

On n'usera que d'aliments bien cuits. On devra éviter, ou prendre avec une grande retenue, les viandes dures telles que le jambon, la charcuterie (nourriture habituelle de la population des grandes villes), le poisson salé et les coquillages, les légumes dont la digestion est lente et incomplète tels que choux, navets, ca-

rottes, haricots, pois verts, oseille, chico-
rée, épinards, salades, les pâtisseries et
surtout les fruits de toute sorte, même
mûrs et cuits, secs ou confits. Les viandes
de boucherie, la volaille, le gibier, les
œufs (pourvu qu'ils ne soient pas durs)
seront principalement recherchés. Les aliments végétaux les plus sains sont le pain
bien cuit, mais pas tendre, le riz, le gruau
et les pommes de terre de bonne qualité.
Les boissons froides, eau glacée, bière,
lait, cidre, etc., doivent être rejetées.

L'usage modéré d'un vin généreux et
non falsifié exerce une action salutaire.

Les personnes qui ne sont pas à même
de se procurer du vin useront d'eau ordinaire additionnée d'une petite quantité
d'eau-de-vie (4 cuillerées par litre d'eau).
Il serait bon aussi, avant d'ajouter l'eau-
de-vie, de faire macérer pendant quelque
temps, dans l'eau qui doit servir de boisson, des feuilles de cassis et des baies de
genièvre (environ 15 grammes par litre).

Cette boisson est tout à la fois rafraîchissante et tonique.

Nous insisterons sur la nécessité de se procurer de l'eau la plus pure possible, non-seulement pour boisson, mais encore pour tous les usages domestiques. Nous sommes même convaincu que l'eau filtrée sur le charbon jouit d'une grande efficacité préservatrice contre le Choléra.

Mais pour ce qui concerne les boissons, l'excès est à craindre bien plus que la qualité. Beaucoup de personnes ont été prises immédiatement de Choléra pour avoir bu une trop grande quantité de liquide. C'est ce que nous avons observé en 1849, dans l'épidémie de Paris. Le docteur Briquet rapporte que, chez un individu qui débitait du coco au Champ-de-Mars pendant la chaude revue du 3 juin 1849, la soif s'était montrée si grande que, devenu son principal consommateur, il avait, presque à lui seul, vidé son réservoir. Le soir même il avait été pris de diarrhée, et le len-

demain le Choléra était tout-à-fait dé-
claré.

Mais rien ne dispose davantage aux atteintes du Choléra que l'abus des liqueurs
alcooliques. L'ivrognerie, qui enlève si
souvent à toute une famille les ressources
auxquelles elle aurait dû une alimentation
saine et suffisante, est impitoyablement
frappée par le fléau, et entraîne avec elle
sa punition. De ce que les boissons toni-
ques sont conseillées pendant une épidémie de Choléra, il ne s'ensuit pas qu'on
doive faire un usage immodéré des liqueurs.

Nous connaissons un individu qui, pour
se préserver des atteintes du Choléra,
prend un petit verre de rhum toutes les
heures. Moyen infaillible d'être une des
premières victimes.

L'eau-de-vie prise à jeun est nuisible en
tout temps, mais surtout pendant une épidémie de Choléra.

Si une alimentation insuffisante et les

privations résultant de la misère, contribuent à faire naître le Choléra, il est certain aussi qu'une nourriture trop abondante, et les écarts du luxe et de l'aisance constituent une prédisposition très puissante.

Une grande tempérance dans le boire et le manger est absolument nécessaire, comme mesure de sûreté, pendant toute la durée de l'épidémie. Un seul excès suffit pour amener une attaque violente et suivie de mort.

Les repas seront peu copieux et séparés par de courts intervalles. On ne sortira jamais de table complètement rassasié. Après les repas, une infusion chaude de thé ou de café, additionnée d'une petite quantité de rhum ou de bonne eau-de-vie sera avantageuse. Le dîner devra être séparé du coucher par un intervalle de trois à quatre heures.

10. Les excès vénériens seront aussi sévèrement proscrits que les excès de table.

11. En temps d'épidémie cholérique, les personnes atteintes de maladies et même de simples dérangements des voies digestives, doivent redoubler d'attention dans le traitement de leurs maladies et dans les précautions que celles-ci rendent nécessaires.

12. Quoique l'expérience ait prouvé surabondamment que le simple contact et même la fréquentation habituelle des cholériques n'est pas capable de donner le Choléra, néanmoins, il sera prudent de ne pas rester trop longtemps auprès des malades, et de s'en éloigner de temps en temps pour respirer un air plus pur que celui qui les environne.

13. On évitera l'accumulation des malades, surtout dans des locaux étroits, humides et mal aérés.

14. Pendant les épidémies de Choléra on voit se produire, chez beaucoup de personnes, des troubles qui ne sont pas la maladie elle-même, mais qui peuvent y

conduire quand on les néglige. Ces troubles sont de deux sortes. Tantôt ils sont caractérisés par des dérangements du côté des voies digestives, tels que digestions pénibles, douleurs d'estomac, embarras et tension du ventre, coliques, diarrhée ; tantôt ils consistent uniquement dans un abattement particulier, de la lourdeur de tête, des vertiges et autres accidents nerveux. Ces symptômes préliminaires cèdent facilement à des moyens simples et bien appliqués.

Nous répéterons encore ici que le Choléra est très facile à arrêter dans ses symptômes précurseurs, et que la vie d'un grand nombre d'hommes dépend du soin avec lequel on observe et l'on combat ces phénomènes. C'est là le plus sûr spécifique pour diminuer les ravages du fléau.

Nous appellerons donc toute l'attention du public sur les soins que réclament les indispositions, même les plus légères.

S'il existe des dérangements du côté des

fonctions digestives, quoique ces symptômes sembleraient n'avoir aucune gravité, on portera une grande attention sur la nature des aliments qu'on doit prendre ; on en restreindra beaucoup la quantité, et même on s'en abstiendra complètement, suivant l'urgence. On évitera la fatigue, le froid, l'humidité ; une ceinture de flanelle sera appliquée sur le ventre, et l'on prendra des infusions chaudes de thé ou d'autres plantes aromatiques, comme la sauge, la menthe, la mélisse, la camomille, le lierre terrestre. Si la diarrhée est abondante, il faudra prendre, dans une tasse de thé, 5 à 10 gouttes de laudanum de Sydenham ou 50 centigrammes à 1 gramme de sous-nitrate de bismuth ; cette dose peut être renouvelée deux fois dans les 24 heures.

Les enfants se trouveront également bien d'une infusion de café de glands de chêne d'Espagne. S'il y a des vertiges, des lassitudes générales et un affaiblissement musculaire, le repos au lit est nécessaire. On fera usage, comme précédemment, d'une boisson aromatique; on aura recours aux frictions avec une flanelle chauffée; enfin, les personnes sanguines et robustes appliqueront quelques sangsues à l'anus.

Dans le cas où l'indisposition ne céderait pas promptement à tous ces moyens, il faudrait appeler immédiatement le médecin.

III.

Premiers secours à administrer aux cholériques avant l'arrivée du médecin.

Lorsque, malgré les précautions que nous avons indiquées précédemment, les symptômes du Choléra viennent à se manifester, tels que vomissements, diarrhée abondante, frissons, refroidissement des extrémités et même de tout le corps, teinte bleuâtre de la peau à la face et aux mains, crampes dans les membres, etc., il faut se hâter de donner aux malades les soins que leur état réclame.

Réchauffer le corps, rétablir la circulation et les mouvements du cœur, tel est le but qu'on doit chercher à atteindre. Pour cela un grand nombre de moyens peuvent être mis en usage.

Ainsi, coucher immédiatement le malade dans un lit chaud, faire des frictions sur les membres avec de la flanelle imprégnée d'eau-de-vie, et mieux, de rhum ou d'essence de térébenthine, placer des briques chaudes, des sachets de sable chauds ou des bouteilles d'eau chaude à ses pieds et autour de son corps, appliquer des serviettes chaudes sur le ventre et sur l'estomac.

Après les frictions, la ouate enroulée autour des membres et maintenue en place à l'aide de bandes, peut rendre de grands services. A défaut de ouate, on se servira de peaux d'agneau ou de mouton. Les si-

napismes seront également employés dans
le but de réchauffer les malades, mais leur
usage doit être exclusivement réservé pour
les cas peu graves, et surtout pour calmer
les crampes. On les applique alors sur le
lieu douloureux, et aussi souvent que la
crampe reparaît. Lorsque la respiration
est gênée et que la suffocation paraît im-
minente, un large sinapisme appliqué sur
l'estomac pendant au moins 20 minutes,
et renouvelé, si besoin est, produit ordi-
nairement de bons effets. Enfin, on pour-
rait encore rétablir la chaleur en allu-
mant, sous les couvertures soulevées par
deux cerceaux, une soucoupe contenant
15 grammes d'alcool.

Quel que soit celui de ces divers procédés que l'on emploiera, on donnera en
même temps aux malades des infusions de
menthe et de thé; ces infusions seront
prises très chaudes et en très grande
abondance. De tous les remèdes adminis-
trés à l'intérieur, le punch est le meilleur.

On peut le remplacer quelquefois par du rhum. Dans tous les cas, il sera pris en petite quantité (100 grammes environ dans les 24 heures) et mélangé avec un peu de thé, surtout pour les estomacs délicats.

On donnera des quarts de lavements à l'eau de riz ou de mauves, auxquels on ajoutera la décoction d'une tête de pavot, ou mieux, 8 à 10 gouttes de làudanum de Sydenham. Il faut éviter de donner un lavement entier qui serait difficilement supporté.

S'il nous était permis d'apporter aussi notre contingent à cette longue liste de moyens conseillés contre le Choléra, nous parlerions d'un procédé bien simple, et qui nous a, dans plusieurs cas, donné les meilleurs résultats. Mais ce n'est que par une longue expérience qu'il sera permis de juger définitivement de sa valeur. Voici en quoi il consiste : Le malade est placé entièrement nu sous les couvertures soulevées par deux cerceaux, de manière que sa tête seule soit libre ; on allume deux lampes à alcool à ses côtés (dans un cas, nous avons remplacé les lampes par deux petites bouteilles contenant chacune 15 grammes d'alcool et dans lesquelles on avait introduit une mèche), et on lui fait boire, environ toutes les dix minutes, un quart de verre d'eau froide (8 à 10 degrés) à laquelle on a ajouté 50 centigrammes de laudanum de Sydenham et une cuillerée de rhum. Pendant ce temps, une fenêtre est ouverte, pour permettre à l'air extérieur de pénétrer librement dans l'appartement. Cette opération est continuée jusqu'à ce que la transpiration s'établisse. Il faut veiller attentivement à ce que la température du milieu dans lequel se trouve plongé le malade ne soit pas trop élevée : 40 à 45 degrés sont à peu près la limite ordinaire. Nous ferons observer, d'ailleurs, que quel que soit le procédé employé pour réchauffer les malades, l'élévation trop considérable de la températe favorise manifestement l'asphyxie.

Tels sont les principaux moyens que doivent employer les personnes appelées à administrer les premiers secours aux cholériques. Ces personnes ne doivent point se décourager lors même que leurs soins paraîtraient ne pas amener une amélioration satisfaisante dans l'état des malades. Ce n'est qu'avec une grande persévérance que l'on parvient à produire le retour à la chaleur naturelle. D'ailleurs, pendant le temps qu'exigent ces premiers soins, l'homme de l'art apportera sans doute ses conseils et ses exhortations.